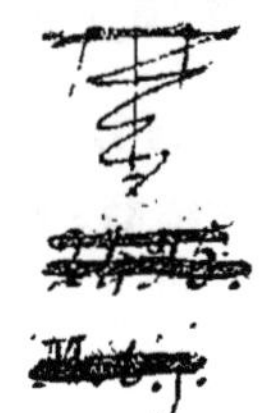

OBSERVATIONS

SUR

LA VÉRITABLE NATURE

DU

CHOLÉRA-MORBUS,

ET

INSTRUCTIONS

SUR LA MEILLEURE MÉTHODE DE TRAITEMENS
DE CETTE MALADIE,

PAR

MASUYER,

PROFESSEUR A LA FACULTÉ DE MÉDECINE DE STRASBOURG, ETC.

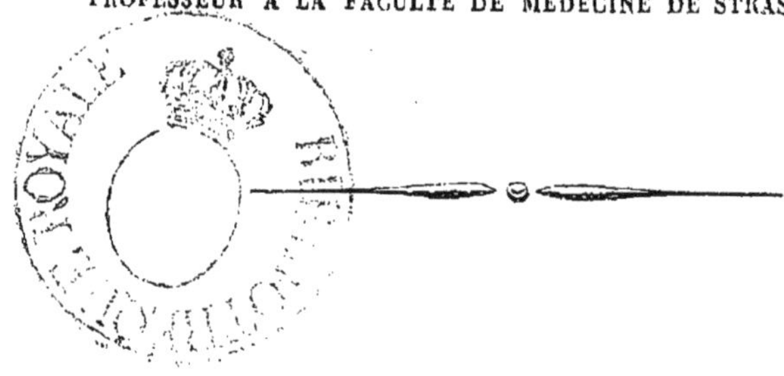

STRASBOURG,

CHEZ FÉVRIER, LIBRAIRE, RUE DES HALLEBARDES N° 23.

IMPRIMERIE DE Mme VEUVE SILBERMANN,

1832.

OBSERVATIONS

SUR

LA VÉRITABLE NATURE

DU CHOLÉRA-MORBUS,

ET

INSTRUCTIONS

SUR LA MEILLEURE MÉTHODE DE TRAITEMENS DE CETTE MALADIE.

CHAPITRE PREMIER.

Aperçus sur la nature du choléra-morbus antérieurs à cet écrit.

En nous résumant sur tout ce qui a été dit et écrit à ma connaissance sur le choléra-morbus depuis qu'il règne en Europe, et notamment dans ces derniers temps à Paris, voici ce que je crois que nous devons ou que nous pouvons conclure avec quelque certitude. C'est que :

1° Quelle que soit la divergence des opinions à ce sujet, cette maladie est contagieuse et que l'on ne doit pas conclure sa non-contagion, de ce que, comme la peste, elle n'envahit pas tous ceux qui se trouvent exposés au contact des malades, ou du vent de leur expiration, mais qu'elle est contagieuse à la manière de nos

1

affections catarrhales qui se contractent souvent dans nos communications avec ceux qui en sont atteints et par de simples embrassemens, quoique tous ceux qui embrassent des enrhumés ne prennent pas leur rhume, parce qu'ils n'y sont sont pas prédisposés, comme ceux qui ne sont pas prédisposés au choléra-morbus ne contractent pas immédiatement cette maladie, et y échappent toujours s'ils évitent les circonstances qui peuvent les y prédisposer. Voilà pourquoi on a tant insisté sur les moyens préservatifs à défaut de moyens curatifs, et ces moyens préservatifs ne sont que les moyens hygiéniques qui peuvent nous maintenir en santé.

Mais cette contagion des rhumes, bien moins importante que celle du choléra-morbus, ne rompt pas les liens de famille, comme celle du choléra-morbus ne doit pas les rompre, puis qu'on peut s'en garantir, quoique cette contagion ne soit pas moins réelle dans les cas où l'on en renferme en soi les dispositions.

On a beaucoup insisté, à défaut d'un traitement rationel et méthodique auquel on n'est pas encore parvenu, sur quelques moyens de prévenir l'infection; nous y reviendrons en proposant les moyens de l'extirper.

2° Le miasme de cette maladie est beaucoup plus persistant que celui de la plupart des autres contagions, même celui de la peste. Il peut être assimilé sous ce rapport à celui de la petite-vérole également importé d'Asie, qui se calme et se propage dans des conditions ou circonstances données que l'on n'a pas encore pu déterminer, mais qui se conserve indompté n'importe où ni comment, puisqu'il fait de temps en temps sa réapparution parmi nous, malgré la vaccine si heureusement et si généralement répandue, mais qui ne se communique pas non plus à ceux qui n'en renferment pas en eux les prédispositions.

3° Que ce miasme contagieux exerce son action principalement sur tout le système des muqueuses à la manière des catarrhes, et surtout sur le foie, comme aussi sur le système nerveux ganglionaire et le grand sympathique, mais secondairement sur ce système nerveux.

4° Que l'action qu'il exerce sur le système nerveux et sur le sang peut être assimilée à celle qui caractérise les fièvres pernicieuses, et que, par conséquent, elle doit être combattue par des moyens analogues.

5° Que les symptômes et accidens de cette maladie, qui s'est montrée indomptable jusqu'ici (puisque l'on perd encore un malade sur deux ou sur trois), n'ont pas encore été combattus avec ordre et méthode par tous les moyens que la science et l'art mettent à notre disposition.

6° Que le trouble, le désordre et la terreur, qui accompagnent la violence de ses atteintes, ont été causes de la prodigieuse variété de ces traitemens peu rationels que l'on a tour à tour proclamés et rejetés dans cette maladie. Ce qui n'a pas encore permis de s'arrêter avec assez de sang-froid à l'examen des données qu'elle présente pour arriver à un traitement rationel et méthodique.

7° Qu'il est d'autant plus essentiel de s'attacher à déterminer un pareil traitement, que c'est le seul moyen d'éviter ces essais infructueux et par cela même nuisibles, en ce qu'ils prennent le temps et la place de médicamens qui auraient dû ou pu être essentiellement utiles dans des circonstances où il n'y a pas un seul moment à perdre.

8° Enfin, c'est le premier et le dernier accès d'une fièvre intermittente catarrhale et pernicieuse qu'il faut dompter, malgré le peu d'espoir que l'on peut concevoir à ce sujet; il est un véritable empoisonnement miasmatique dont le miasme exerce son action principale sur le sang.

9° Il faut le prévenir par le vin de quinquina ou les autres préparations de cette écorce précieuse, sagement administrées; il faut le traiter, lorsqu'il a fait son invasion, comme le dernier accès d'une fièvre pernicieuse.

Entrons dans quelques détails à ce sujet.

Je trouve dans un article de la *Gazette médicale* du 7 avril, un article intitulé *Choléra-morbus de Vienne*, cette assertion tranchante qui nous livre à tous les hasards de ces médications empyriques et infructueuses dans le détail desquelles nous n'entrerons pas:

« Il n'y a point de remède général contre cette ma-
« ladie et il n'y en aura jamais. »

Si par remède général l'auteur de cette assertion entend un remède spécifique qui enlève dans tous les cas tous les accidens, comme un acide neutralise un alcali, dans tous les cas où l'un et l'autre exerce librement son action; sans doute il peut avoir raison, car aucune maladie ne se prête à une pareille réaction. Mais si par cette assertion qui rappelle le principe *contraria contrariis curantur*, et nous livre à l'empyrisme, l'auteur entend un traitement rationel et méthodique applicable au plus

grand nombre de cas, mais modifiable suivant l'idiosyn-
crase des individus, je le tiens pour une assertion aussi
téméraire que mal énoncée, et elle n'aurait pas dû être
répétée; car comme la maladie tient évidemment à un
miasme spécial, et à une action spéciale que ce miasme
exerce sur des organes spéciaux dont l'action concoure
si puissamment à l'exercice normal des fonctions les plus
importantes de la vie, comme la digestion, la calorification, la sanguification et l'assimilation; quelle que soit
la variété des symptômes que les individus puissent éprouver à raison de leurs différentes idiosyncrasies, comme
les résultats de cette action sur les fonctions et les organes sont toujours les mêmes, ils doivent être combattus
par des moyens analogues, propres à détruire le miasme
ou à l'expulser du siége qu'il occupe; comme à soutenir et à rétablir les forces et les fonctions qu'il détruit, et
dès-lors l'emploi de ces moyens peut être dirigé par des
raisonnemens qui nous conduisent à un traitement rationel et méthodique à la recherche duquel on ne s'est
pas encore livré avec assez de succès.

C'est là dessus que j'ai cru devoir insister dans ces
réflexions et observations.

On a eu recours jusqu'ici à la saignée, aux émétiques
et même aux purgatifs dans quelques cas, mais les avantages des sudorifiques, des antispasmodiques et des hyp-
notiques puissans ont été reconnus dans tous.

Examinons quelles sont les règles d'application de ces
puissans moyens de la thérapeutique dans ces cas, et
nous parviendrons peut-être à déterminer d'une manière
plus précise qu'on ne l'a fait jusqu'ici le choix de ces

moyens , l'ordre et la méthode d'après lesquelles ils doivent être employés dans cette maladie dont la rapidité a jeté dans le trouble et la terreur tous les médecins d'Europe qui ont eu à la traiter jusqu'ici.

CHAPITRE II.

Des différentes méthodes de traitement du choléra-morbus, de la saignée, des vomitifs et des purgatifs dans cette maladie.

§. 1.

De la Saignée.

C'est ici le moyen qui exige de la part de celui qui y a recours le plus de tact médical, le plus de hardiesse et de prudence. Je suis fâché d'être obligé de le dire ici, mais M. Broussais ne nous a rien appris sur la saignée, et il a empêché ceux qui devaient apprendre de chercher ailleurs que dans ses écrits les préceptes qu'ils devaient connaître et ne jamais oublier, sur cette matière, ils les auraient trouvé dans les auteurs qui avaient établi les règles d'application de ce moyen puissant et délicat après les excès de Botal que M. Broussais a reproduits avec son brownisme retourné.

Ces préceptes et ces règles pour l'application de la saignée qui, après les excès de Botal, avaient été reconnues et pratiquées comme essentiellement utiles et indispensables jusqu'après Bœrhaave et Bordeu et qui avaient été mises en pratique par Van Swieten, Dehaen, etc., qui étaient enfin d'une religieuse observation dans le traitement de toutes les maladies pour tous les médecins instruits et consciencieux, mais dont je n'ai pas trouvé la moindre trace dans le grand ouvrage de M. Broussais, après la lecture duquel je me suis dit : Mais c'est là le travail d'un médecin ivre; ces règles étaient celles-ci :

1° Après un examen sérieux du pouls, de l'état des forces de l'idiosyncrasie et de tous les symptômes que le malade pouvait éprouver, s'il était reconnu qu'il y avait urgence, on pratiquait une saignée plus ou moins abondante, à laquelle on revenait ou à laquelle on suppléait par des sangsues; on appelait la première de ces saignées, saignée d'urgence, et la seconde et les suivantes, saignées supplétives; on avait recours à celles-ci suivant les circonstances et l'état du malade.

2° Lors même qu'il était reconnu qu'il n'y avait pas urgence, mais que le malade était en état de supporter une saignée sans inconvéniens, lorsqu'on n'apercevait aucune turgescence de la bile ou du foie, on pratiquait une saignée moins forte qu'on appelait déplétive, parce que nos dévanciers avaient reconnu avec leur sagacité ordinaire, qu'une semblable saignée était toujours utile souvent même nécessaire pour prédisposer l'économie animale à recevoir l'action médicamenteuse, et pour en assurer le succès, ils commençaient dont autant que possible le traitement de chaque maladie, soit aiguë soit même chronique, par une saignée déplétive, sans laquelle ils ne pensaient pas que l'on pût traiter une maladie même chronique avec quelque espoir de succès.

3° Ils avaient d'ailleurs admis que souvent une saignée manquée dans une maladie aiguë donnait lieu à une maladie chronique, ce qui prêtait beaucoup à la pensée.

4° Quoiqu'ils eussent beaucoup réduit par là les excès de Botal, il fut néanmoins reconnu que la saignée même déplétive dont plusieurs abusaient encore, avait aussi ses inconvéniens; on observa que plusieurs maladies guérissaient sans cela; les revers que l'on en éprouva plusieurs fois en amenèrent le discrédit, en sorte que l'on peut dire de ce moyen thérapeutique ce que l'on a dit de beaucoup d'autres *illorum abusus sustulis usum*.

5° On reconnut que l'abus des saignées conduisait beaucoup de malades à l'hydropisie, etc.

Enfin ce moyen tomba petit à petit dans un grand discrédit et les vomitifs de *Stoll* finirent par faire presqu'entièrement délaisser la saignée.

L'abus que l'on fit des vomitifs de *Stoll* prépara les succès de la doctrine de *Brown* et les excès de celle-ci, contre lesquels je me suis élevé avec quelque avantage, amenèrent les excès contraires du brownisme retourné de M. Broussais.

Telles sont les oscillations dégradantes pour l'intelligence humaine dans lesquelles la médecine s'est traînée entre les mains de nos jeunes docteurs savans et habiles écrivains de vingt-cinq à trente ans, qui, pour la plupart n'ont pas étudié ni même lu une seule histoire de la médecine et qui se croient les plus habiles gens du monde.

Il faut remarquer que pendant cette assez longue période de déraison, qui a commencé il y a près de quarante ans, ou dans les premiers instans où je commençais à pratiquer, j'ai eu souvent lieu de m'étonner dans les hôpitaux militaires de ce que, comme je l'observais avec amertume, l'on ne savait plus ni saigner ni purger en France, car les abus des purgatifs qui en avaient aussi amené le discrédit avaient précédé les excès de Botal, et les vomitifs de *Stoll* continuaient à les plonger dans le discrédit, dont ils ne sont pas encore entièrement relevés : on ne se donnait plus la peine d'en saisir les indications.

On peut observer que l'obstination préconçue du brownisme retourné de nos jours est telle qu'aujourd'hui ses partisans se refusent à reconnaître dans le choléramorbus l'action d'un miasme ou d'un agent spécifique, tandis que tout est spécificité en médecine philosophique l'émétine, la morphine, la quinine, etc., agissant toujours d'une manière qui leur est propre.

Tâchons de faire servir cette horrible maladie, dont nous nous occupons avec toute la France, à quelques déductions utiles pour la science et pour l'art.

La saignée est donc essentielle chez tous les sujets qui sont dans le cas de la recevoir, et comme moyen curatif et comme moyen prédisposant au succès des médicamens que l'on croit devoir employer ensuite; elle remplit alors la double indication de calmer un orgasme trop exalté, comme d'amener la diaphorèse si elle est assez forte, et de préparer l'économie à recevoir l'action médicamenteuse des autres moyens que l'on croit devoir employer; mais il faut qu'elle soit suffisamment abondante suivant l'âge et les forces du malade comme suivant l'intensité des symptômes; il faut qu'elle soit d'abord avec la lancette, non pas avec les sangsues qui affaiblissent autant et qui ne disposent pas à la diaphorèse dont on a si grand besoin dans cette maladie; il faut qu'elle soit proportionnée à l'âge et aux forces du malade plus encore qu'à l'intensité des symptômes, parce que trop abondante, elle produit un *collapsus* qui peut avoir les plus grands inconvéniens et dont il est quelquefois impossible de relever quelques malades; trop peu abondante, elle ne prédispose pas aussi facilement à la diaphorèse et par conséquent elle ne produit pas tout le bien que l'on en peut attendre, mais on peut y revenir ou même y suppléer par des sangsues. Nous disons qu'elle doit être plus en rapport avec l'âge et les forces du malade qu'avec l'intensité des symptômes, car on voit souvent une très-petite saignée dissiper des symptômes très-alarmans qui se trouvaient exaltés par la disposition nerveuse du sujet.

Les sangsues sur l'épigastre ont pu souvent être utiles, mais surtout après la saignée par la lancette et lorsqu'on n'obtient pas la diaphorèse que l'on poursuit; mais celles à l'anus méritent souvent la préférence lorsqu'on peut les appliquer.

La saignée peut être employée avec d'autant plus de sécurité dans quelque cas, que souvent cette maladie attaque des individus qui paraissent en pleine santé chez lesquelles les forces peuvent être opprimées, mais non détruites; souvent le pouls doit se relever pendant la saignée, comme s'abattre, et le praticien doit y veiller en tenant le pouls de l'autre bras pour en régler la durée.

Il faut toujours placer la saignée avant le vomitif, les

vomissemens deviennent par là plus faciles et plus complets, la diaphorèse s'établit d'autant plus aisément, et ces deux moyens en se succédant, concourent puissamment à établir la diaphorèse, surtout lors qu'on a recours à nos autres moyens.

Les sujets âgés et faibles ne paraissent pas devoir être légèrement exposés au *collapsus* qui suit même les sangsues, celles-ci ne disposant pas aussi favorablement à la diaphorèse.

On dit que souvent on ne peut pas obtenir de sang, dans ces cas alors je n'hésiterais pas à laisser la veine ouverte, dans le cas où la saignée aurait été jugée urgente, ce qui ne doit presque jamais avoir lieu, dans la période du frisson de cet horrible accès de fièvre pernicieuse, mais dans le cas où l'on n'obtiendrait pas tout celui dont on croirait avoir besoin dans la réaction, je n'hésiterais pas à la provoquer en recouvrant simplement le vaisseau ouvert, avec une compresse peu serrée, et la surveillant ensuite pendant l'action du vomitif pour la fermer suivant l'art, lorsqu'elle aurait donné tout le sang que l'on peut demander.

§. 2.

Du vomitif.

On doit administrer le vomitif une demi-heure au plus tard ou immédiatement après la saignée, car il n'y a pas de temps à perdre : 15 à 25 grains d'ipécacuanha, pris en deux ou trois doses à la distance de huit à dix minutes l'une de l'autre.

Par le concours et la réunion de ces deux moyens employés dans l'ordre et de la manière dont nous venons de parler, on doit infailliblement obtenir la diaphorèse que l'on peut soutenir alors par de fréquentes tasses ou demi-tasses d'eau chaude ou de thé léger, avec une cuillerée à café d'acétate d'ammoniaque ou esprit de Mindererus dans chaque tasse; je crois que dans la plupart des cas on peut se passer de thé de camomille comme de mélisse.

Cet emploi du vomitif, reconnu si utile par les médecins de Vienne, est rationel, quoiqu'il ne soit pas bien généralement admis que dans le frisson d'une fièvre algide et pernicieuse, on puisse avoir recours sans inconvénient à un vomitif, mais ici la nécessité n'a pas de loi *et dubia spes certa desperatione potior*. L'emploi de ce moyen thérapeutique rappelle d'ailleurs les deux principes: *vomitus vomita curatur*, et celui de M. Hahnemann, *similia similibus curantur*, dont il restera beaucoup plus dans la médecine philosophique que du brownisme à l'adroit comme retourné, quoiqu'on en ait déjà abusé.

Tels sont quelques-uns des préceptes et des règles de l'art à l'égard de ces deux premiers moyens, dont l'emploi est d'une grande importance lorsqu'on peut y avoir recours en temps opportun.

Le vomitif présente beaucoup moins d'inconvéniens que la saignée dans ce période du froid mortel du choléra-morbus, quoique l'on ait l'exemple de fièvres quartes guéries par la saignée pratiquée dans le froid de l'accès chez des hommes vigoureux et dans la force de l'âge. Mon père qui était dans ce cas m'a dit avoir été guéri par ce moyen d'une fièvre quarte par un médecin qui lui observa qu'il pouvait succomber s'il n'était pas aussi vigoureux; la saignée peut donc triompher quelquefois dans ce mortel frisson du choléra-morbus. Mais il y a beaucoup de témérité à l'employer légèrement dans cette période algide du choléra-morbus, que l'on doit plus souvent chercher à dompter par des moyens plus rapprochés de ceux dont on a obtenu des succès dans le frisson des autres fièvres intermittentes, comme nous le dirons tout à l'heure.

On sent que nous ne parlons ici que de ce période de la maladie auquel les malades arrivent promptement lorsqu'ils n'ont pas eu recours aux autres moyens de l'art que nous avons indiqués, dès les premiers instans où ils se sentent incommodés.

§. 3.

Des purgatifs.

Quant aux purgatifs, ils ont pu être aussi employés avec quelque avantage lorsque les malades ne sont atteints que de diarrhée plus ou moins violente. Pringle en a fort bien décrit l'emploi dans les dissenteries, et j'ai eu plus d'une fois occasion de vérifier ses observations à cet égard, et le principe de M. Hahnemann retrouve encore ici son application; il prête beaucoup, ai-je dit, à la pensée, mais on ne peut insister ici sur un pareil moyen, car il est essentiellement nuisible à la diaphorèse qu'il faut atteindre à tout prix, soit par une médication anti-phlogistique chez les sujets qui présentent des ressources pour la tenter par ce moyen, soit par une médication anti-spasmodique, diaphorétique et hypnotique chez les sujets plus faibles et plus nerveux qui sont aujourd'hui le grand nombre des personnes atteintes.

Dans le cas où l'on croirait pouvoir recourir à un purgatif, je recommandrais de se servir de préférence de celui avec la magnésie calcinée avec le quinquina ou la rhubarbe, on en sentira plus tard les raisons.

Mais on ne doit pas oublier que les purgatifs mal appliqués ont le terrible inconvénient d'opérer la récrudescence de tous les symptômes d'une maladie, ainsi vu la difficulté de leur bonne application, on ne peut ou l'on ne doit y avoir recours que dans quelques circonstances assez rares.

CHAPITRE III.

Des anti-spasmodiques, des sudorifiques, des stimulans alcooliques et autres, de la médication endermique, coordonnance et choix de ces moyens dans la maladie régnante.

Quant à cette classe de médicamens, soit que l'on ait pu avoir recours aux préliminaires, dont nous venons de parler, soit que l'on n'ait pas pu les employer, dès que les malades sont entrés dans la formidable période algide, de cette horrible maladie, c'est sur le choix et la coordonnance de ces moyens que doit se porter toute l'attention du médecin praticien, car c'est sur eux que repose le seul espoir de succès dans cette maladie dont la rapidité laisse si peu de chance aux moyens de l'art.

D'après les préceptes de la science et de l'art, il est reconnu que le frisson est un spasme, que la fièvre détruit le spasme, *febris tollit spasmum,* que la diaphorèse détruit le spasme, que c'est le spasme et non l'inflammation qui produit aussi le froid de ce redoutable période algide dans le choléra-morbus, comme dans la fièvre pernicieuse, et que c'est contre ce spasme et le froid mortel qu'il produit, que doivent se diriger tous les efforts de la science et de l'art.

La saignée relâche aussi le spasme, le vomitif le détruit aussi souvent en amenant l'un et l'autre la diaphorèse ; mais nous raisonnons dans le cas où l'on n'a pu avoir recours ni à l'un ni à l'autre de ces moyens.

Or quels sont les moyens que l'on a employés jusqu'ici avec quelque espoir de succès, contre le froid de cette période algide des fièvres pernicieuses, telle est la ques·tion que le médecin attentif et judicieux doit se faire dans le choléra-morbus, comme lorsqu'il est appelé dans le dernier accès d'une fièvre pernicieuse.

Voici ce qui nous paraît le mieux constaté à ce sujet.

Le médecin de Vienne, dont nous avons cité plus haut les inopportunes paroles, recommande la poudre de Dower, l'infusion d'arnica avec l'opium, une dissolution de tartre, de l'acide sulfurique étendu, la liqueur acide, ou l'élixir acide de Haller et même la saignée qui, d'après les règles de l'art, doivent être étonnés de se rencontrer ensemble, car si la saignée peut amener la diaphorèse par la solution du spasme, l'acide sulfurique étendu l'enraye à coup sûr ; l'opium comme anti-spasmodique et narcotique peut la favoriser ; mais quel effet équivoque ces moyens pourront-ils produire en présence de l'élixir de Haller, et quel parti tirer du tartre. Comme je ne me suis pas proposé de réfuter les mauvaises méthodes, mais de rechercher les meilleures, laissons de côté cette médication empyrique et hasardées, et tâchons de trouver un meilleur choix et une meilleure coordonnance dans les moyens.

Je trouve dans un travail de M. de Haynau, dont M. le préfet a fait part à l'intendance sanitaire, plusieurs idées tellement conformes aux miennes, que malgré quelques théories et quelques propositions hasardées sur la nature de la maladie desquelles l'auteur déduit le traitement qu'il propose, je ne puis m'empêcher d'insister pendant quelques instans sur ce travail.

M. de Haynau commence par cette phrase remarquable : «Le choléra-morbus asiatique est uue affection « catarrhale, qui a pénétré jusqu'au fond de l'organisa- « tion, jusqu'au système ganglionaire qui dirige les or- «ganes de la digestion, de la sécrétion, le tissu mus- «culaire et surtout le mouvement des artères de ces «organes. »

Je crois à la nature catarrhale de cette maladie, mais je n'admets pas toute cette ætiologie de M. de Haynau.

Cet auteur l'appelle ailleurs « inflammation catarrhale « du système nerveux qui dirige les organes de la nutri- «tion de la sécrétion. »

Nous conviendrons que l'analyse des faits et des symptômes conduit à admettre quelque chose de tout cela; mais nous verrons tout à l'heure sur quoi j'établis que l'affection nerveuse n'est que secondaire.

M. de Haynau pose en fait que : «Le fluide nerveux
«se renforce et s'évapore par la respiration et la trans-
«piration, que :

«Le miasme catarrhal que le fluide nerveux du ma-
«lade contient, se communique à l'air et s'attache à
«tous les objets, la maladie se communique par consé-
«quent et devient contagieuse, elle saisit le fluide ner-
«veux des individus qui ont une prédisposition pour
«cette maladie.»

Sans nous arrêter à une théorie aussi hasardée, que
je ne prétends pas plus admettre que combattre, examinons le traitement de M. de Haynau.

1° Il fait de graves objections à la saignée; nous
avons vu ce qu'il fallait en penser; son application doit
avoir souvent de graves inconvéniens.

2° Il examine le traitement du choléra-morbus spo-
radique qu'il considère comme «une affection catar-
«rhale des muqueuses gastro-intestinales;» il admet
l'identité des deux maladies, à *l'intensité près*, et il insiste pour leur traitement sur les moyens thérapeutiques
que l'on emploie avec le plus de succès contre les affections catarrhales, notamment sur l'esprit de Mindererus
ou acétate d'ammoniaque, que j'ai cru devoir recommander avec tant de persistance, et que l'on emploie
aujourd'hui si généralement à Paris; mais il ne parle
pas de l'acétate de morphine.

«Le caractère catarrhal, et par conséquent volatil du
«miasme du choléra-morbus, nerveux, et la force ner-
«veuse des habitans d'Europe qui ont moins de prédis-
«position à cette maladie, que les peuples de l'Asie fait

« soulever des doutes sur la contagion; il y a des per-
« sonnes qui la nient, parce qu'elle rencontre partout
« des individus, même la masse de la population en
« Europe, qui n'ont aucune prédisposition à cette ma-
« ladie. Cet état de santé n'exclut pas la contagion. »

C'est de cette ætiologie de la maladie que M. de Haynau déduit son traitement.

« Dès que le malade éprouve une oppression dans la
« poitrine, une respiration pénible, une impression étran-
« gère et froide, dans les environs de l'estomac, des dou-
« leurs dans la région ombilicale, un vertige périodique
« des borborygmes continuels, des angoisses, etc. »

« Quinze gouttes d'éther sur du sucre.

« Quelques tasses de camomille romaine avec 20 ou 3o
« gouttes d'*alcool* de mélisse, (ainsi M. de Haynau a immédiatement recours aux alcooliques).

« Si les symptômes persistent il se couchera dans un
« lit chaud, il insistera sur son thé de camomille avec
« 20 ou 3o gouttes d'*alcool* de mélisse et 15 à 20 gouttes
« d'éther sur du sucre.

« *Il tâchera de transpirer.* »

Il est évident que pour arriver à ce but on doit substituer l'acétate d'ammoniaque à l'alcool de mélisse comme
on le fait aujourd'hui généralement à Paris.

« Si la transpiration ne s'établit pas, il se fera frotter
« les pieds et les mains par deux personnes avec la mix-
« ture *a*. »

Cette mixture *a* de M. de Haynau est la même que
celle conseillée par l'intendance sanitaire de Strasbourg,
avec cette différence qu'au lieu d'une demie-once de

poudre de cantharide, l'intendance sanitaire de Strasbourg ne propose avec raison qu'un gros; il y a probablement erreur typographique dans la brochure de M. de Haynau.

L'intendance sanitaire de Strasbourg observe qu'en Gallicie on a sauvé presque tous les malades chez lesquelles on l'a employé.

Voici la formule de cette mixture:

R. Demi-litre d'alcool du plus fort, un quart de litre de vinaigre de vin; on y laissera infuser pendant douze heures une once de camphre, une demi-once de poudre de moutarde, une demi-once de poivre noir concassé, (un gros de poudre de cantharide) au lieu d'une demi-once et une demi-once d'ail broyé; on fera digérer ces objets on mettant la bouteille dans du sable chaud pendant douze heures à une chaleur égale.

Pag. 26, M. de Haynau fait à tort cette objection à la saignée, qu'elle empêche la transpiration (oui, quand elle n'est pas indiquée).

M. de Haynau administre ensuite la potion suivante:

R. Quatre onces d'infusion de camomille et de menthe, de chacune un grain pour les quatre onces d'eau; *alcool de mélisse*, une once; esprit de Mindererus, une once; sirop de gomme arabique, une once.

Je crois que l'on peut supprimer avec avantage l'alcool de mélisse de cette potion, en le remplaçant par l'acétate de morphine et par un demi-gros ou un gros d'éther sulfurique ou acétique (c'est à l'expérience à prononcer sur la préférence à donner à l'un de ces éthers sur l'autre), mais surtout par deux grains d'acétate

2*

de morphine, pour huit cuillerées au moins de la potion, et, dans les cas d'urgence, on peut ajouter l'éther acétique aux précédens médicamens, et dans le plus grand nombre de cas, je préférerai toujours l'infusion de réglisse au thé de camomille pour véhicule.

Voici les observations de M. de Haynau sur ce traitement :

« La méthode de guérir la maladie par des frictions « chaudes, dont les ingrédiens sont toniques et excitans, « et par l'esprit de Mindererus, est le seul moyen de ré- « médier à cette irritation profonde.

« *Le fond* de l'organisme doit être excité pour pousser « la force vitale vers l'extérieur.

« Le fluide nerveux se fait jour par la transpiration, « et cette transpiration est en même temps le seul moyen « de prévenir la fièvre nerveuse, qui résulte ensuite du « choléra-morbus. » Je cite ces théories, je ne les garantis pas, mais il y a quelque chose de tout cela.

« Les frictions doivent avoir lieu aux pieds et aux « mains, surtout aux doigts, parce qu'il est prouvé *par* « *le magnétisme* que le fluide nerveux sort principale- « ment par les mains et par les pieds, pag. 25; on évite « par cette méthode *la putréfaction* du sang. »

On doit substituer *l'éther* à l'opium; suivant M. de Haynau, l'opium diminue la force vitale, il la consume et la détruit, il provoque la fièvre nerveuse, et remarquons bien que M. de Haynau n'a pas même pensé à l'acétate de morphine.

« La potion de l'esprit de Mindererus ranime les or- « ganes de la digestion par la forte transpiration qu'il pro-

« voque; mais il serait insuffisant sans les frictions to-
« niques. »

Quant au camphre (dans lequel j'ai très-peu de con-
fiance), M. de Haynau observe très-bien qu'il ralentit
le pouls ; cependant il conseille aussi *l'alcool camphré*
avec l'esprit de Mindererus et le sirop de gomme: formule bizarre qui doit éprouver quelques décompositions.

Il rejette les purgatifs, les moxas, les ventouses; il
observe que les frictions sèches sont insuffisantes.

« Tous les remèdes employés jusqu'ici ont été en op-
« position avec la maladie, qui exige une transpiration
« profonde laquelle est spécifique. »

N'est-il pas d'ailleurs aquis que le miasme catarrhal
ne se juge bien que par les sueurs.

La méthode par la glace, dit M. de Haynau, peut
réussir quelquefois sous la direction d'un médecin ha-
bile; mais il ne détermine pas les cas dans lesquels il
peut être important d'y avoir recours.

« Le traitement doit être uniforme et spécifique. »

« Il doit être adopté par le gouvernement. »

« On éviterait par là des essais malheureux. Les mé-
« decins n'ont pas été assez heureux pour vaincre la ma-
« ladie; tout répète il faut transpirer, *il faut transpirer,*
« c'est une affection catarrhale, et le public a raison. »

« Il faut prescrire aux pharmaciens d'avoir toujours
« prêtes cinquante portions de la mixture *a.* » (Ceci me
paraît urgent.)

Il recommande pour se préserver de la maladie une
once de quinquina dans le vin de Madère, (ceci est rationel, car on sait que les préparations de quinquina pré-

viennent et terminent d'une manière fort heureuse les affections catarrhales invétérées.

Quant aux moyens d'extirper la maladie, l'auteur recommande le chlorure de chaux, mais à des doses qui me paraissent exagérées, et si c'était moi qui eût proposé ce moyen avec cette prodigalité, on n'aurait pas manqué de s'écrier que je perdais la tête avec mon chlorure de chaux. Il conclut avec raison que l'odeur de chlore doit se faire sentir partout, nous ajouterons: et jusques dans les rues; j'ai beaucoup insisté et j'insisterai beaucoup pour que, dès le moment où le choléra-morbus se manifestera dans une maison, dans une rue, cette maison ou cette rue soient cernées par un atmosphère de chlore.

Du reste, voici ces passages de M. de Haynau :

«Dès qu'un individu tombe malade des symptômes du «choléra-morbus, il faut placer sur-le-champ huit onces «de chlorure de chaux sec dans une assiette que l'on «mettra sous le lit du malade. On placera en même «temps devant la porte de la chambre du malade quatre «onces de chlorure de chaux sur une assiette. Dans «toutes les chambres de cette maison et dans le corridor «de chaque étage, on placera une assiette avec quatre «onces de chlorure de chaux; on le renouvelera toutes les «douze heures; dans la chambre du malade on le renouvelera toutes les six heures; avant de renouveler «le chlorure, on laissera tomber par gouttes quelques «cuillerées de vinaigre pour achever de faire sortir le «chlore.

«La commission sanitaire sera informée sur-le-champ; «elle fera désinfecter jour et nuit le corridor et l'escalier

«de la maison infectée (je suis entièrement de cet avis)
«avec huit onces de chlorure de chaux sur lesquelles on
«laissera tomber par gouttes quelques cuillerées de vi-
«naigre; cette opération sera renouvelée continuelle-
«ment. (Le vinaigre userait trop vite le chlorure de
chaux, et à ces doses son effet désinfectant doit durer au
moins vingt-quatre heures, mais il faut le disséminer
davantage que sur une assiette ou deux.)

«Elle placera devant la maison un seau dans lequel
«on mettra une livre de chlorure de chaux sec, on y
«versera vingt-quatre litres d'eau (c'est beaucoup d'eau)
«et on remuera avec un bâton le fond de l'eau, tous
«les individus qui entrent et qui sortent de la maison
«sont tenus de se laver le visage et les mains avec cette
«eau chlorurée. Ceci est une précaution excellente pour
«prévenir la propagation de la maladie. Le lit et les cou-
«vertures du malade qui doit se trouver dans une trans-
«piration profonde doivent être souvent arrosés avec de
«l'eau chlorurée. (Cette pratique me paraîtrait peu ra-
tionelle et dangereuse, car la transpiration du malade
pourrait s'en trouver enrayée; tant pour lui que pour
les assistans, on ne doit sentir le chlore que légèrement
dans sa chambre.)

«Dans la chambre du malade et dans le corridor
«l'odeur de chlore doit prédominer; cette odeur, si elle
«n'est pas trop forte, excite l'inervation, elle est to-
«nique pour le malade. (Ceci est complètement vrai.)

«Il faut mettre tout l'empressement possible à extirper
«le miasme dans la chambre du malade avant qu'il se
«répande dans l'air.

Il faut mettre à cet effet du chlorure de chaux à l'extérieur sur ses croisées pour qu'on puisse les ouvrir et les fermer sans inconvénient pour la salubrité publique.

«Tout individu qui sort de sa maison doit désinfecter «ses habits avec le chlorure; la commission sanitaire «veillera sur l'exécution de ces fumigations.

«Dès que la maladie éclate, tous les habitans doivent «porter un flacon de chlorure de chaux qu'on arrose «avec quelques gouttes de vinaigre.

«Dans toutes les maisons où la maladie éclate, le pro-«cédé susmentionné doit s'effectuer sur-le-champ; tout «habitant doit placer dans chaque chambre deux onces «de chlorure de chaux sec qu'il renouvellera toutes les «douze heures (ajoutons et sur ses croisées); dans les «endroits publics, la désinfection des appartemens se «fera en proportion d'une once de chlorure de chaux «sec sur trois pieds carrés de la grandeur de la pièce. (Je crois que ceci serait trop et que l'on serait importuné mais non incommodé par l'odeur du chlore.)

«Les maîtres d'hôtel et tout individu qui dirige un «établissement où des personnes se réunissent, sont «tenus d'employer le chlorure de la manière prescrite.

«L'autorité doit faire placer dans toutes les rues, sur-«tout dans les rues mal aérées, des tonneaux avec de «l'eau chlorurée, dans la proposition prescrite et dans «les distances convenables. (J'observe ici que cette eau chlorurée ne remplira pas aussi parfaitement son but que de pareilles doses de chlorure sec placées sur les croisées, dans les escaliers et sur toutes les portes des maisons de la rue infectée.)

«Il serait à désirer que l'autorité fît fabriquer le chlo-
«rure de chaux sec en grande quantité; il faudrait le
«faire distribuer gratis à la classe ouvrière; fabriqué en
«grand, la livre de chlorure sec coûtera 5 sous.

«Si un malade succombe, *ce qui n'aura pas lieu,*
«en employant exactement et à temps les remèdes indi-
«qués, le cadavre sera arrosé sur-le-champ et à plusieurs
«reprises avec le chlorure de chaux liquide et avec le
«chlorure d'oxide de sodium. Il sera enterré la nuit par
«l'autorité; tous ceux qui conduisent le corbillard doivent
«être arrosés de chlorure de chaux liquide, ainsi que
«ceux qui doivent l'enterrer.

«Le lit et tous les effets d'individus attaqués de cette
«maladie doivent être désinfectés.

«On les arrose avec le chlorure d'oxide de sodium,
«liquide, et on verse par gouttes du vinaigre sur une
«demi-livre de chlorure de chaux et on passe les lits et
«les effets sur cette vapeur.

«On obtiendra un succès complet si tous les gouver-
«nemens adoptent avec énergie ces moyens.»

J'adopte entièrement les vues de l'auteur, aux petites
réserves près que j'ai cru devoir faire.

Entrons maintenant dans quelques autres recherches
sur la nature de la maladie.

CHAPITRE IV.

Quelques autres recherches sur la nature et le traite-ment du choléra-morbus.

La nature d'une maladie se détermine par ses symptômes et par son traitement.

M. Rhohner considère aussi le choléra-morbus comme une lésion du système ganglionaire; nous verrons tout à l'heure pourquoi cette lésion nous paraît secondaire.

C'est une cyanose aiguë, selon M. Prechal, et qu'est-ce qu'une cyanose; mais quelle est la cause de cette cyanose, ou qu'est-ce qui détermine une cyanose? Voilà ce qu'il faut déterminer avec soin.

M. Ricord conseille le sulfate de quinine, sans doute il est fort essentiel pour prévenir les ravages de l'affection typhoïde qui est une suite presque nécessaire du choléra-morbus, mais il faut déterminer avec soin le moment où l'on peut et où l'on doit commencer à en faire usage.

Je ne parle pas du traitement par les frictions mercurielles, ni de ces traitemens peu praticables par l'oxigène, par le galvanisme qui pourraient avoir quelque avantage s'ils étaient plus praticables.

L'eau chargée de gaz protoxide d'azote qui n'en prend cependant pas beaucoup, pourrait peut-être aussi avoir quelque utilité quoique peu favorable à la transpiration.

L'acide nitrique n'a rien de rationel, l'oxide de bismuth, l'acétate de plomb, la poudre de charbon me paraissent dans le même cas, ainsi que toutes ces médications inconsistantes, incohérentes qui ne sont pas en harmonie avec les indications pressantes à remplir, car il faut enlever le frisson, il faut exciter la fièvre ou la réaction qui doit amener la solution de cet horrible spasme du froid, mais il faut les exciter par des moyens qui ne jettent pas les individus dans tous les dangers de cette réaction, car si plusieurs individus meurent dans le frisson, d'autres succombent dans la réaction, dont il faut prévenir les dangers. Il faut exciter la sueur ou la diaphorèse qui amène aussi la solution du spasme et juge l'affection catarrhale, il faut soutenir les forces pour qu'elles puissent fournir à la crise, les abattre s'il est nécessaire pour que la réaction n'amène pas d'autres dangers.

Telles sont les indications qu'il est urgent de remplir.

Aujourd'hui la question semble se réduire aux deux traitemens par la glace ou par les diaphorétiques. Examinons jusqu'à quel point ces deux méthodes se concilient ou s'excluent, et tâchons de déterminer quels sont les cas dans lesquels on peut et l'on doit avoir recours à l'une ou à l'autre.

Nous sommes naturellement arrivés par l'analyse du travail de M. de Haynau à examiner maintenant la méthode du traitement par la glace qui paraît avoir eu un si grand succès entre les mains de M. Broussais, qui voudrait faire passer ce traitement comme une conséquence obligée de son système; il importe d'autant plus d'entrer dans quelques détails à ce sujet, que ces succès pourraient donner quelque consistance à ces mauvaises théories contre lesquelles l'esprit philosophique de la vraie médecine ne peut cesser de s'élever.

Certainement, si comme M. Broussais l'avance, ce dont il est bien difficile de douter, puisqu'il l'avance aux yeux de tout Paris, il n'a perdu qu'un malade sur trente à quarante, c'est là un succès qui doit rallier tous les médecins consciencieux à sa méthode, tant que des circonstances impérieuses d'ailleurs ne s'y opposeront pas.

Cette méthode ne peut donc pas et ne doit pas devenir exclusive. M. Broussais lui-même ne l'entend pas ainsi, il faut donc déterminer avec soin les conditions et les circonstances dans lesquelles elle peut et doit être employée et celles dans lesquelles on doit s'arrêter à celle par les sudorifiques, celles enfin dans lesquelles on peut les associer ou les faire succéder l'une à l'autre.

Si la méthode par les anti-spasmodiques et les diaphorétiques a eu ses revers, n'est-ce pas au mauvais choix des substances employées à leur mauvaise coordonnance et à l'exagération de cette méthode dans ce pressant danger que l'on doit les attribuer; on est toujours trop enclin dans des cas si graves à forcer la mesure.

J'ai déjà observé qu'il faut abréger à tout prix le frisson de ce premier et dernier accès de cette terrible fièvre pernicieuse, et sortir le malade de cet état auquel il succombe si souvent; mais il faut en même temps prévenir les dangers de la réaction à laquelle succombent également un grand nombre d'autres malades, surtout lorsque pour les sortir du frisson on s'est cru obligé d'avoir recours à des stimulans trop échauffans, dont on n'est plus à même d'enrayer l'action, pendant cette réaction presqu'aussi dangereuse que le frisson. Tels sont les alcooliques aromatisés, les huiles essentielles, etc.

C'est contre un pareil danger que l'acétate d'ammoniaque nous met encore en garde par ses propriétés à la fois anti-spasmodique, hypnotique et diaphorétique, c'est pourquoi il ne faut l'associer aux alcooliques qu'à la dernière extrémité, mais aux éthers comme anti-spasmodique et diffusible; c'est en ceci que le traitement que je propose est plus rationel et plus méthodique que tous ceux qui ont été suivis, qui ont l'inconvénient d'agraver les dangers de la réaction.

La méthode par la glace ne rencontre pas les mêmes embarras, cependant la substance unique qu'elle emploie doit avoir aussi ses règles d'application et c'est là-dessus qu'il est fort important de s'entendre.

Peu importe à M. Broussais la cause, il traite toujours le symptôme ou le solide irrité, enflammé, sans s'inquiéter d'où vient cette affection du solide; il refuse d'admettre que ces causes puissent exister dans les liquides, quoiqu'il s'adresse à ceux-ci pour diminuer l'effet sans convenir que ce soit en eux que puisse résider la cause irritante, mais en attendant il prodigue le liquide, grand véhicule du chaud, du froid comme des causes irritantes.

M. Broussais dans ses deux leçons parle du traitement qu'il appelle brownien, du traitement mixte, et du traitement anti-phlogistique ou plutôt brownien retourné, qui est le sien.

Je n'insiste pas sur ce que cette distinction a de vicieux et d'arbitraire; nous nous flattons qu'on ne trou-

vera rien de tout cela dans les moyens que nous pro-
posons.

M. Broussais insiste dans ses deux leçons sur les succès de son traitement qu'il appelle anti-phlogistique ou par la glace et la saignée; mais il en parle d'une manière tout-à-fait empyrique, car il ne fait pas même la thérapeutique de la glace, ni de sa puissante action antispasmodique, ni des conditions ou circonstances dans lesquelles on doit y avoir recours, ni des règles de son application; c'est à ce silence que nous allons suppléer.

M. Broussais paraît avoir accordé la glace assez généralement et assez indistinctement à tous ceux de ses malades qui ont éprouvé une soif algide, tandis qu'ils éprouvaient ce mortel frisson accompagné de déjections, qui en ont conduit un si grand nombre au tombeau. Il ne s'est point occupé ou à peine de la période antérieure de la maladie; il parle de la saignée principalement par les sangsues, dont il a accompagné l'emploi de la glace; il insiste sur ce qu'il n'a osé permettre à ses malades que des infusions de mauve, bien loin d'employer les thés aromatiques et échauffans. Je crois, en général, qu'on a abusé de ceux-ci. Il parle à peine des symptômes qui ont accompagné cette médication; il se contente d'énoncer qu'elle a été suivie de ces brillans succès, dont nous avons parlé (et qu'on lui conteste aujourd'hui), qui mériteraient toute la reconnaissance publique s'ils étaient réels; mais qui doivent lui attirer de bien grands mépris, s'ils sont mensongers. Il ne fait aucun effort pour arriver à la raison suffisante de ces succès du froid, qui doivent évidemment être attribués à la puissante action anti-spasmodique de ce moyen si généralement pathogénique et si puissamment thérapeutique dans quelques circonstances, surtout dans les vomissemens spasmodiques que l'on ne peut réprimer qu'à son aide dans plusieurs autres cas qui ne dépendent pas du choléra-morbus, ainsi que j'ai eu occasion de le constater. On conçoit dès-lors que cette grande puissance anti-spasmodique peut jouer le plus grand rôle dans ces cas, en comprimant l'orgasme du foie et le spasme universel de l'estomac comme de tous les vaisseaux sanguins, provoqué par l'état bien visiblement pathologique de ce liquide. On conçoit qu'en comprimant ce spasme, le froid enraie cette horrible spoliation du sang de ses alcalis, qui paraît avoir lieu et qui forme le trait caractéristique de cette maladie, en répandant le plus grand jour sur sa nature, sur laquelle je ne me suis pas encore expliqué, mais qui se déduit du fait capital de l'analyse du sang d'un cholérique par M. Reid-Clany, de Sunderland, comme de celle de M. Erhman, de Moscou, et de toutes les observations qui ont été faites sur les prodigieuses altérations de ce liquide dans cette maladie : altérations sur lesquelles j'ai provoqué les recherches de l'institut par ma lettre du 27 avril dernier, dont voici la copie :

A M. le secrétaire général de l'Académie des sciences.

Strasbourg, le 27 avril 1832.

« Monsieur,

« Je vous remercie infiniment de ce que vous avez bien voulu m'accuser la réception des pièces que j'ai envoyées à l'Académie des sciences et leur transmission au comité chargé de recueillir les matériaux sur le choléra-morbus.

«Je désire beaucoup apprendre que l'on ait eu recours aux moyens thérapeutiques que j'ai cru devoir conseiller contre cette horrible maladie et avec quel succès.

«J'ai cru voir et j'ai vu avec amertume que l'on restait fort en arrière des données de la science et de l'art, comme de la véritable séméiotique et thérapeutique de cette maladie, même à Paris où l'on continue toujours à perdre un malade sur deux ou trois.

«Il me semblerait même que ces pièces auraient déjà produit quelques bons effets, car je ne sais plus quel journal a dit que M. Magendie dégrisait ses malades; or ce n'est pas le punch qui dégrise, et tout le monde sait que c'est moi qui ai guéri l'ivresse par l'acétate d'ammoniaque. Je serais donc tenté d'en conclure que M. Magendie se serait bien trouvé d'avoir ajouté l'acétate d'ammoniaque à son punch, comme je l'ai conseillé dans les pièces imprimées dont il est ici question.

«Permettez-moi, monsieur, de vous prier de vouloir bien communiquer à l'Académie ces réflexions et les suivantes qui me paraissent plus importantes.

«On a proposé à l'Académie d'analyser l'air de Paris; je ne pense pas que l'on puisse retirer de grands avantages de cette analyse, mais je crois que l'on pourrait proposer d'analyser l'air de la chambre dans laquelle serait mort un cholérique, et dans laquelle on n'aurait pas eu occasion de répandre du chlorure de chaux.

«Il serait peut-être possible de saisir le miasme en vidant dans cette chambre et près du cadavre encore chaud, une grande cloche d'eau, l'essuyant bien, à l'intérieur surtout, et la plaçant à l'instant même sur un bain de mercure sec et bien décapé; on ferait monter assez de mercure dans la cloche pour la maintenir en place.

«Faisant ensuite passer dans cette cloche une quantité donnée de chlore sec, au moyen d'un tube recourbé, deux ou trois fois, et s'élevant presque au-dessous de la cloche dans son intérieur, et alors en faisant état, avec l'admirable précision de vos calculs, du chlorure de mercure qui viendrait à se former, puis saisissant à plusieurs reprises cent parties de l'air contenu dans la cloche, avec un tube gradué (par des manipulations que je n'entreprendrai pas de décrire à l'Académie des sciences) on pourrait déterminer par l'action de cet air sur une dissolution de nitrate d'argent la quantité d'acide hydrochlorique qui se serait formée, et l'on pourrait évaluer si cette quantité comparée avec celle du chlorure de mercure formé représenterait tout le chlore employé.

«Dès-lors on pourrait conclure : 1° s'il y a miasme; 2° si ce miasme contenait de l'hydrogène comme ils en contiennent tous; 3° s'il se formait un dépôt sur les parois de la cloche, ou si l'air restant contenait plus d'azote, on pourrait conclure, disons-nous, que l'azote comme le carbone, ou le soufre, ou le gaz oléfiant qui se seraient déposés sur les parois de la cloche ou à la surface du mercure aurait fait partie du miasme ou enfin on pourrait peut-être encore saisir le cyanogène qui s'y trouverait en faisant brûler un peu de potassium sous la cloche, ou en y faisant passer un peu de potasse caustique et donnant le temps à l'absorption de se faire.

«Quant à la séméiotique et à la thérapeutique de
cette maladie, il serait très-essentiel de constater par
l'analyse du sang de quelques cholériques, ce qu'il y a de
plus ou de moins dans cette analyse qu'en a donnée
M. Reid-Clany de Sunderland, concurremment avec
celle du sang d'un homme en santé, et si ce sang contient réellement :

Eau.	644	au lieu de	766.
Albumine.	31	— — —	121.
Matière colorante . .	255	— — —	59.
Fibrine	6	— — —	18.
Carbone.	66	— — —	22.
Muriate de soude et de potasse, carbo- nate de soude. . .	00	— — —	14.
	1000,		1000.

«S'i l'on trouve à Paris des altérations analogues et
aussi prodigieuses dans le sang des cholériques qui ont
succombé, ces données seraient infiniment précieuses
pour l'ætiologie de cette maladie, celle de M. Herman,
de Moscou, s'en rapprochant beaucoup.

«S'il en est ainsi, s'il n'y a plus d'alcali dans le sang
d'un cholérique, ou si le sang exerce une réaction acide,
comme a cru le voir M. Herman, ce qui serait bien plus
extraordinaire, il est évident que ce liquide ne peut
plus remplir ses fonctions, ses alcalis ayant été éliminés
par les vomissemens avec la bile, qui est leur produit;
il est évident, que par une étrange aberration des fonctions du foie, cet organe en spoliant le sang de ses al-

calis , doit nécessairement amener la coagulation de toute son albumine , ou de ses matières albumineuses, parmi lesquelles nous plaçons, avec M. Berzelius, la matière colorante. Dès-lors les artères et les nerfs, qui accompagnent tous les vaisseaux sanguins, ne peuvent plus faire que des efforts impuissans, pour expulser de ses vaisseaux une matière qui leur est devenue, ou qui leur devient à chaque instant de plus en plus étrangère; de là les grands efforts qu'ils font pour s'en débarrasser, et qui se manifestent par cet appareil de formidables symptômes nerveux et musculaires, si douloureux pour ceux qui les endurent, et qui se font sentir dans tout le système nerveux végétatif ou non soumis à l'action de la volonté, et par suite à celui soumis à cette action de la volonté et leur impuissance à cet égard aboutit, comme elle doit rapidement aboutir la mort.

«On a déjà reconnu que les matières des déjections consistent dans les matériaux du sang altéré, repoussé par les artères et par les nerfs dans les vaisseaux qui aboutissent au foie comme à l'estomac, il est donc évident que c'est sur cet orgasme du foie et sur le miasme qui peut le déterminer, en saisissant les alcalis du sang, que doit se porter toute l'attention du médecin philosophe, témoin de ces scènes de douleur et de mort comme sur les moyens de les arrêter.

«S'il en était ainsi, ces faits nous révéleraient quatre grandes instructions physiologiques, pathologiques et thérapeutiques et l'on pourrait dire encore avec Buffon, que c'est lorsque la nature se présente à nous dans ses anomalies qu'elle nous instruit d'avantage, car ceci prouverait jusqu'à l'évidence que le foie, comme je l'ai dit ailleurs, est l'émonctoire des alcalis usés du sang, mais comme la soude et la potasse ne s'usent jamais, mais seulement les matériaux avec lesquels elles se trouvent combinées dans le sang, il est évident qu'après les avoir transformés en bile l'économie animale se sert encore de ces alcalis dans cet état de bile pour neutraliser les acides des alimens et transformer le chyme en chyle.

« Ainsi se trouveraient éventrées toutes les grandes difficultés que le choléra-morbus a présentées jusqu'ici aux médecins d'Europe, et il en résulterait :

« 1° Cette grande et belle instruction sur les fonctions du foie, et leur mode d'exécution dont nous venons de parler, car le sang coagulé dans ses vaisseaux par l'élimination ou la saturation de ses alcalis doit cesser immédiatement d'être calorifique, d'où le froid mortel qu'éprouvent les malades.

« 2° Que le sang dans l'état normal ou de santé opère la calorification à raison de ce que par l'état électro-positif de l'alcali libre qu'il contient, il attire puissamment dans le poumon le principe électro-négatif *absolu* répandu dans l'atmosphère ou l'oxigène dont l'absorption produit la chaleur, comme elle se dégage constamment au contact des deux pôles d'une batterie galvanique ou voltaïque.

« 3° Il en résulterait cette autre grande instruction pathologique sur l'un des principaux états de maladie du foie, que c'est par son orgasme que le sang dépouillé de ses alcalis peut-être évacué, et que quelle que soit la cause de cet orgasme, comme de la spoliation du sang de ses alcalis, il en résulte, comme il doit en résulter, les plus grands inconvéniens pour la vie.

« 4° Enfin cette grande instruction thérapeutique sur l'action directe des vomitifs et des vomissemens, comme sur les moyens à opposer à cette spoliation du sang de ses alcalis ou à leur saturation par un miasme étranger qui doivent consister principalement dans l'action de l'acide acétique dans son état d'acétate d'ammoniaque, lequel s'oppose à la coagulation du sang en même temps qu'il remédie au spasme et qui (comme le froid lorsqu'il y a lieu) doit jouer le principal rôle dans le traitement de cette maladie, car le froid est le plus puissant moyen de calmer les orgasmes, comme nous l'avons déjà observé, tandis que l'acétate d'ammoniaque agit contre la cause comme spécifique autant que comme anti-spasmodique. Il agit comme spécifique en chassant par son acide plus puissant le miasme qui saturait les alcalis et il continue à circuler avec ceux-ci comme à l'état normal sans inconvénient, tandis qu'éliminé par les sueurs, le miasme qui sature l'ammoniaque est entraîné par lui et avec lui.

« Il faut donc absolument vérifier de nouveau et constater l'état du sang sur les malades morts du *choléra-morbus*, déjà reconnu par les anciens avec leur sagacité ordinaire pour une maladie du foie, quoiqu'ils fussent dépourvus de nos grands et habiles moyens d'expérimentation.

« Il faut aussi constater si, comme on l'a dit, les matières rejetées par les vomissemens ne sont autre chose que les matériaux constituans du sang altéré.

« Veuillez bien appuyer ma proposition, Monsieur, et agréer comme faire agréer par l'Académie les assurances de la considération la mieux sentie de votre très-obéissant serviteur.   **M.»**

En réfléchissant toujours davantage sur ces matières, depuis le départ de cette lettre, il m'a paru démontré, ainsi que je l'ai marqué à l'académie des sciences par une autre lettre du 9 mai, non pas que ce soit l'orgasme du foie qui soit dans ces cas la cause de la spoliation des alcalis du sang, mais bien la saturation de ces alcalis par le miasme, saturation qui entraîne l'orgasme du foie comme de tout le système nerveux qui accompagne les vaisseaux sanguins, ce qui est cause de tous ces puissans efforts, de tout le système artériel et veineux secouru par les nerfs qui l'accompagnent pour débarasser ses vaisseaux d'un liquide devenu étranger à leurs fonctions ; il est donc aussi urgent que dans un empoisonnement de débarrasser le sang du poison qui en altère la crase, car on sent que de cette saturation doit résulter ce froid mortel et cette cyanose qui sont les principaux phénomènes de cette maladie, dont on n'a pas encore pu rendre compte, car du moment où le sang n'est plus dépouillé de son carbone par la respiration qui ne peut plus produire son effet calorifique ordinaire, la proportion de la matière colorante doit augmenter comme elle augmente aux dépens de l'albumine, ainsi que la proportion de carbone, qui se trouve naturellement dans ce liquide, et l'observation de M. Baruel sur l'air expiré par les malades, confirme ce que je venais d'écrire à ce sujet, car sans connaître encore cette analyse de M. Baruel, mais guidé par les faits antérieurs, je me tenais pour assuré qu'il devait en être ainsi.

C'est ce qui m'a fait dire que tout le système nerveux n'était que secondairement affecté dans cette maladie, et il doit résulter de ces considérations que l'on doit envisager l'hydrogène carboné des marais saturant en partie les alcalis du sang comme la cause du frisson dans les fièvres intermittentes de toutes les nuances, frisson qui se prolonge jusqu'à ce que cette portion de sang partiellement altérée par le gaz hydrogène carboné et souvent azoté des marais*), ait traversé le poumon ou qu'il soit débarrassé de cette cause de saturation au moins partielle de ses alcalis par les sueurs qui suivent ce frisson comme par les efforts spontanés de la nature, ou par le secours des médicamens, c'est ce qui m'a paru confirmé par l'expérience, car j'ai toujours eu occasion de voir le frisson des fièvres intermittentes et la soif qui les accompagne considérablement abrégés et diminués par des doses légères d'acétate d'ammoniaque administré dans l'eau de reglisse, surtout en aidant son action avec un peu d'éther. Ce moyen abrège considérablement le frisson, dispose à la sueur dans le chaud où l'on peut encore en administrer de très-petites doses en supprimant l'éther ce qui abrège également beaucoup ce second période de l'accès, c'est ce que j'engage tous MM. les médecins-praticiens à constater, car je trouve que cette pratique qui m'est propre n'est pas assez généralement répandue.

---

*) Mais dans des proportions différentes de celles qui constituent l'acide prussique, dont les propriétés délétères dépendent peut-être plus qu'on ne le pense d'une pareille saturation, ainsi que le prouve l'état du sang des animaux empoisonnés par cet agent.

Il suit de ceci, suivant moi, que le miasme cholérique doit être considéré comme un gaz hydrogène carboné, peut être bicarboné et azoté, tenant en outre quelque chose du miasme catarrhal, dont la nature me paraît encore plus subtile que celle du miasme des fièvres intermittentes que l'on s'accorde assez généralement à considérer aujourd'hui comme un gaz hydrogène carboné des marais.

Je suis du reste très-convaincu que le nombre des maladies miasmatiques est beaucoup plus considérable qu'on ne le croit vulgairement, depuis le miasme phthisique et catarrhal comme typhoïde que l'on conteste encore jusqu'aux miasmes varioliques, morbilliques, pestilentiels que l'on ne conteste plus, et enfin jusqu'au miasme des fièvres intermittentes du choléra-morbus que l'on voudrait contester, mais qui ne peuvent guère plus l'être que celui du vaccin et des morsures des serpens comme d'un grand nombre d'autres animaux; je vois partout des miasmes en beaucoup plus grand nombre que l'on ne s'est arrêté à le constater et ces miasmes me paraissent de la même nature ou accompagnent ces émanations animales qui nous échappent, mais que les animaux chasseurs saisissent avec tant de finesse d'odorat et qui résistent à leur décomposition pendant un temps indéterminé, comme le prouve le chien du sauvage, qui, guidé par elle, va retrouver au bout de quatre jours un enfant égaré, mourant de faim, auprès d'un bois; ces miasmes ont donc assez de consistance pour échapper à leur décomposition pendant un temps indéterminé comme pour circuler avec les liquides qui leur servent de véhicule et dont ils altèrent la pureté comme les fonctions.

Quant aux observations de M. Serres lues à l'académie des sciences (v. *Gazette médicale* du 1er mai), sur l'état des glandes de Peyer et de Brunner, je regarde ces phénomènes comme le produit de la maladie primitive et non comme une cause; car il resterait à déterminer quelle serait la cause de cette psorenterie comme de cette psorentérite; tandis que la cause du choléra résidant évidemment dans une altération profonde de la crase du sang et dans l'orgasme de tout le système nerveux qui accompagne le système vasculaire, on rend facilement compte de cette disparution du pouls radial comme de tous les phénomènes qui accompagnent cet horrible frisson, comme de la longueur des convalescences; car le sang se trouvant en grande partie dépouillé de ses alcalis, il lui faut un temps infini pour les recouvrer par les procédés de l'alcalification de ce liquide que la nature emploie ordinairement; et je crois que l'on devra considérablement abréger la longueur de ces convalescences, en faisant prendre aux malades tous les jours alternativement trois pastilles de bicarbonates, deux de bicarbonate de soude et une de bicarbonate de potasse, tenant chacune un grain de bicarbonate, ce qui démontrera encore mieux que cette maladie et ses suites doivent être attribuées à la spoliation du sang de ses alcalis par le miasme. Mais on ne rend pas compte de la violence de la rapidité des accidens de cette maladie par les affections psorentériques de M. Serres, pas plus que par l'observation de la coloration des os de M. Begin, car cette affection psorentétique pourrait tout au plus déterminer quelque maladie chronique ou l'affection typhoïde que l'on voit si sou-

vent succéder au choléra-morbus; ces affections éphé-
mères doivent paraître et disparaître avec le choléra-
morbus qu'elles n'ont point engendré, pas plus que la
coloration des os ne l'a amené.

Quoiqu'il en soit, il me semble qu'il doit résulter de
toutes ces considérations que l'acétate d'ammoniaque
qui combat avec tant de succès non-seulement le miasme
des fièvres intermittentes, mais encore le miasme catarrhal et typhoïde, doit être considéré dans tout état
de chose comme la base du traitement du choléra-morbus, attendu que dans ces cas il combat, comme je
viens de l'observer, les effets du miasme cholérique par
ses deux principes constituans : 1° par son acide acétique
au moyen duquel il enlève les alcalis du sang au miasme;
2° par son ammoniaque au moyen duquel il enlève le
miasme par les sueurs ; 3° que si l'acétate d'ammoniaque
seul n'est pas assez puissant, il faut lui donner des ailes
par les éthers sulfurique ou acétique et par l'acétate de
morphine, peut-être aussi par *les alcooliques* avec me-
mesure, mais au moins pour soutenir les forces sans déterminer une réaction trop violente; on peut avoir recours aux vins de Madère ou d'Espagne comme à la thériaque ou à l'esprit thériacal, suivant l'urgence des circonstances; c'est pourquoi j'ai donné les mains au punch
de M. Magendie, surtout en favorisant son action par
l'acétate d'ammoniaque (v. une publication à ce sujet
dans le *Courrier du Bas-Rhin*, du 12 avril).

M. Broussais raconte ses succès par la glace et par la
saignée, mais d'une manière tout-à-fait empyrique, car
il n'en fait point la thérapeutique; il ne considère la

glace que comme anti-phlogistique, mais non pas comme anti-spasmodique; on ne connaît pas au Val-de-Grâce ce que c'est qu'un spasme; mais pourquoi ne pas déterminer avec plus de soin les cas où l'on peut et où l'on doit avoir recours à la glace.

Lorsqu'on aura eu recours aux moyens que nous avons conseillés et que la sueur sera rétablie, lorsque les accidens auront cessé, bien certainement M. Broussais lui-même n'aurait pas recours à la glace. Mais si la réaction se montrait très-orageuse, que le pouls se fût relevé avec une trop grande énergie, alors je conçois que l'on pourrait penser à avoir recours à la saignée ou aux sangsues et à quelques petits glaçons, si la soif était dévorante; mais on n'aura pas de ces soifs algides, si l'on a employé de bonne heure l'acétate d'ammoniaque; il n'y aura donc pas lieu aux petits glaçons; il fallait donc déterminer avec plus de soin les cas où l'on devrait avoir recours à cette médication et qui sont ceux où la sueur n'aurait pas pu s'établir par les moyens précédens.

Sans doute la glace par sa grande puissance anti-spasmodique peut favoriser la diaphorèse, et la transpiration peut s'établir sous l'influence de cette médication; mais M. Broussais conseillerait-il alors de poursuivre ses glaçons sans retenue, c'est là un excès dont je ne le suppose pas capable. Sans doute il conseillerait, tout en continuant les boissons froides, d'en augmenter petit à petit la température pour ne pas nuire à la diaphorèse qui se serait si heureusement établie, et s'il donnait l'acétate d'ammoniaque, le *diaphoreticorum facillime princeps* d'abord froid, car il calme bien et mieux encore la

soif que la glace, il le donnerait bientôt à la température de la chambre du malade et petit à petit avec les
autres diaphorétiques; voilà, ce me semble, la thérapeutique d'une pareille médication, mais M. Broussais
n'en dit pas un mot. Cependant c'est par les sueurs encore
une fois que se jugent toutes les affections catarrhales;
c'est par la transpiration et les sueurs qu'ont été sauvés
tous les malades qui ont survécu; voilà sur quoi on n'a
pas assez insisté dans les journaux de Paris, mais on m'a
parlé de sueurs ruisselantes à travers tous les matelats ou
paillasses.

Il est bien évident pour tout médecin-praticien que la
glace et la saignée ne peuvent être impunément appliqués à des sujets affaiblis, soit par l'âge, soit par le travail et les mauvais alimens, la saignée surtout, il fallait
encore le dire*).

Mais M. Broussais dans ses salles n'a pas eu affaire à
de pareils sujets, de là ses succès que l'on peut considérer comme éblouissans, mais qui ne sont pas justifiés
par ses mauvaises théories.

Si la glace et la saignée ne peuvent en bonne théra-

---

*) C'est une grande tache pour nos gouvernemens modernes qu'il y
ait toujours un si grand nombre d'individus dans cet état de dénue-
ment absolu; c'est là leur grand acte d'accusation. Nous donnerons
ailleurs les moyens d'y remédier par une bonne organisation des mu-
nicipalités, qui devront empêcher la misère ou remédier à ses causes
l'intempérance et la paresse; mais le choléra nous aura rélévé toute
la turpitude de notre organisation sociale.

Une meilleure organisation municipale est donc dans les nécessités
du siècle, et ce sont les nécessités du choléra qui nous auront le mieux
fait sentir la nécessité d'une bonne organisation municipale.

peutique être appliquées à un aussi grand nombre de cas, si la transpiration est si éminemment utile et nécessaire, il fallait distinguer avec soin les cas où l'on peut et où l'on doit avoir recours à l'une ou à l'autre de ces méthodes de traitement.

M. Broussais place l'acétate d'ammoniaque avec les moyens du brownisme pour le traitement de cette maladie, ce qui nous prouve qu'il ne connaît pas du tout ce médicament anti-spasmodique et hypnotique comme sudorifique à un très-haut degré, précisément par ses deux principes constituans, dont nous venons de parler; il ne connaît également pas son action directe sur la soif que ce médicament fait cesser presqu'immédiatement, attendu son action sur tout le système des muqueuses, donc :

Lorsqu'après une saignée et un vomitif pour les malades qui peuvent les recevoir d'après les considérations ci-dessus et qui n'ont pas été secourus par les moyens conseillés pour les premiers instans de la maladie, si vous continuez l'acétate d'ammoniaque avec l'infusion de réglisse, vous n'aurez pas de soif, mais il ne faut pas l'administrer d'abord avec les thés échauffans et stimulans; on peut l'administrer avec l'infusion de réglisse, même à la glace si le malade le désire et si les accidens l'exigent, même seul ou avec un quart de grain d'acétate de morphine, au lieu de toute autre préparation d'opium. Ici

---

*) Ceci était écrit lorsqu'a paru dans la *Gazette médicale* du 1er mai, la réfutation des assertions de M. Broussais, réfutation qui est un grand acte d'accusation contre lui.

l'acétate de morphine assuro l'effet hypnotique et diaphorétique de l'acétate d'ammoniaque.

Je suis peu surpris que les autres préparations d'opium
aient été trouvées insuffisantes ou même nuisibles,
ou qu'elles ne produisent pas tous les effets que l'on
en attend à raison de ce qu'elles ne contiennent pas
l'acide acétique qui est d'une si haute importance dans
ce cas.

Cette puissante action diaphorétique de l'acide acétique
nous est révélée par des faits physiologiques assez re-
marquables, je l'ai rencontrée à son plus haut degré
chez un oratorien d'une stature colossale qui ne pouvait
faire une salade sans que la sueur ne ruisselât de son
visage et de son col, il n'en éprouvait aucun autre inconvénient, et il ne se faisait pas trop prier pour répé-
ter cette expérience devant ses connaissances dans les
tables auxquelles il était admis; j'ai connu dans la so-
ciété plusieurs individus qui en éprouvaient des effets
analogues quoiqu'à un moindre degré, et l'une de mes
filles en reçoit une impression presqu'égale, mais plus
pénible. C'est d'après cette propriété, comme d'après
celle qu'il possède, de ne pas coaguler l'albumine que
j'ai donné la préférence à cet acide, ainsi qu'aux autres
acides végétaux qui se transforment en acide acétique par
le travail de la digestion, pour toutes les préparations phar-
maceutiques dans lesquelles il peuvent entrer; tandis que
j'élimine autant que de raison les acides minéraux que
l'on recommande si légèrement jusque dans le choléra-
morbus, car ceux-ci s'opposent efficacement à la transpiration reconnue si nécessaire dans cette maladie.

Ce n'est que d'après les effets de l'administration de
ces premiers secours que l'on peut passer ensuite avec
plus de sécurité à l'emploi de la glace ; si la transpiration
n'est pas bientôt complètement établie, dès les premières
doses , si la soif est encore dévorante , ce que je crois à
peine possible avec l'emploi de l'acétate d'ammoniaque
à des doses convenables et avec l'eau de réglisse froide ,
que l'on permette alors quelques glaçons, je le conçois ;
mais en insistant sur l'eau de réglisse et l'acétate d'ammoniaque pris froids et même frappés de glace, la transpiration pourra s'établir sous l'influence de cette médication puissamment anti-spasmodique et les déjections
pourront cesser. Voilà la thérapeutique ou les règles
d'application de la glace (M. Broussais, encore un fois,
n'en donne aucune); aussitôt que la transpiration se sera
établie avec la cessation des spasmes et de l'orgasme du
foie, on doit se garder de trop insister sur nos glaçons ,
mais il ne faut revenir qu'avec une grande prudence et
lenteur aux boissons tempérées : continuez l'eau de réglisse plus ou moins froide avec un peu d'acétate de mor
phine et l'acétate d'ammoniaque pour enrayer toujours
davantage le spasme et fournir d'autres moyens à la saturation du miasme en l'éloignant du sang par les sueurs ;
voilà où le tact praticien brille de tout son éclat , voilà
ce qui complète les préceptes du traitement de cette maladie chez les sujets nerveux et irritables, chez lesquels
le spasme s'accroit et se prolonge par sa durée , où dès
qu'on ne parvient pas à l'arrêter le plus promptement
possible.

Pour s'assurer que le froid du choléra-morbus comme

celui des fièvres intermittentes et pernicieuses dépend d'un spasme intense et profond , il suffit de lire la description de ce frisson des fièvres intermittentes. Dans le premier ouvrage qui peut nous tomber sous la main, je prends la suivante dans la thèse d'un de nos récipiendaires (M. Jaquet, le 12 mai 1832) : «Le frisson est ordinairement précédé d'une espèce de malaise difficile à décrire, mais que les malades distinguent parfaitement bien de tout autre état maladif, au point qu'ils annoncent ordinairement leur accès d'avance. Il s'y joint souvent des baillemens des pandiculations ; le froid commence bientôt à se faire ressentir sur toute la surface du corps en même temps, ou seulement dans quelqu'une de ses parties, d'où il se propage au corps entier ; rarement il s'arrête à cette partie ; le plus souvent le premier sentiment de froid est rapporté à la colonne vertébrale où le malade éprouve une sensation qu'il compare à l'impression d'un corps froid qui parcourrait avec rapidité cette région ; la peau se *décolore ou prend une teinte jaune bleuâtre*, les bulbes des poils font saillie, les ongles et les extrémités des doigts et des orteils *deviennent bleus*, avec cela le malade ressent ordinairement des douleurs dans les membres, surtout dans les articulations ; il cherche à se réchauffer en se couvrant beaucoup, et en se blotissant dans son lit où il est ordinairement couché sur le côté si le frisson est intense , il se joint à tout cela un claquement des dents et un tremblement de tout le corps si violent que le lit en est ébranlé. »

«Dans cet état le pouls est concentré, petit, lent , la respiration plus ou moins gênée, *les yeux sont hagards, la parole difficilement articulée, la langue pâle*, le moral affaissé, la transpiration nulle, *l'urine rare* et celle qui est sécrétée tout à fait *incolore,* tous les phénomènes que l'on observe pendant cette première période indiquent qu'un spasme universel s'est emparé du corps, que ce spasme existe surtout à sa périphérie et que tout l'organisme est profondément affecté.»

CHAPITRE V.

Coordonnance ou stratégie des moyens à employer contre le choléra-morbus.

D'après toutes ces considérations, voici quel doit être suivant moi le traitement rationel et méthodique du choléra-morbus:

Dès les premières atteintes, il faut, comme j'ai appris avec la plus vive satisfaction que cela se faisait à Paris *),

---

*) On concevra aisement cette satisfaction après tous les efforts que je n'ai cessé de faire pour faire prévaloir ce moyen comme l'acétate de morphine dans le traitement de cette maladie, et je viens d'apprendre que M. Gastard de Constance, chimiste, qui réside en Egypte, a écrit à Mme Gastard à Constance, que c'est par l'acétate de morphine que l'on a constamment guéri le choléra-morbus en Egypte; remarquons bien que l'acétate de morphine nous présente les mêmes moyens de succès dans ses deux principes constituans dont l'un s'empare du miasme, tandis que l'autre, l'acide acétique, retient les alcalis du sang, avec lesquels il ranime la circulation; ces deux substances doivent donc concourir aussi puissamment l'une que l'autre à la guérison da cette maladie, et leur concours doit ajouter à leur action réciproque. C'est ainsi que se trouvent

où l'on trouve dans tous les salons un flacon d'acétate d'ammoniaque sur une table dont on fait prendre une cuillerée à café dans une tasse de thé de tilleul ou de thé ordinaire (ou d'eau de réglisse suivant moi) légers et chauds, qn'on couche le malade aussi promptement que possible dans un appartement convenablement chauffé et aéré, et dans un lit également chaud, autant que les circonstances peuvent le permettre*).

Recommander au malade un repos absolu, et tout le calme que peut lui inspirer la certitude que le malaise qu'il éprouve disparaîtra bientôt devant le traitement régulier et méthodique auquel il va être soumis.

Si le malaise persiste on doit ajouter un quart de grain d'acétate de morphine à la seconde tasse de l'infusion théiforme avec l'esprit de Mindererus, une demi-heure après au plus tard; que si la transpiration ne s'établit pas après ces deux premiers tasses ou demi-tasses avec l'acétate d'ammoniaque et l'acétate de morphine, on ajoutera à la troisième et à la quatrième avec l'acétate d'ammoniaque

établis les rapports de cause et d'effet qui rendent en médecine nos traitemens rationels, d'empyrique qu'ils ont été d'abord. D'après toutes les études que j'ai faites sur les effets de l'acétate d'ammoniaque sur l'économie animale, je crois que l'emploi de ce moyen n'est pas moins important dans cette maladie, que dans les plus graves frissons des fièvres intermittentes de toutes les nuances.

*) Nous avons vu les précautions que l'on devait prendre en même temps relativement au chlolure de chaux sec, qui doit être répandu en proportions convenables dans la chambre du malade comme sur les escaliers et dans les appartemens voisins; ces proportions s'apprécient par l'odeur de chlore suffisamment perceptible, mais non pas assez forte pour incommoder les individus plus ou moins susceptibles d'en être désagréablement ou péniblement affecté, voilà la règle de son emploi.

et l'acétate de morphine, quinze gouttes d'éther, soit sulfurique, soit acétique. Il y a ici une étude à faire au lit des malades pour déterminer lequel peut être plus efficace.

Que si malgré cette médication, ce que je crois à peine possible, la transpiration ne s'établit pas, si le froid s'établit au contraire et persiste malgré les applications chaudes auxquelles on aura dû avoir également recours, si les selles et les vomissemens avec les coliques et les crampes resistent, lorsqu'une réaction orageuse commence, il faut alors immédiatement avoir recours à la saignée déplétive si le malade est en état de la supporter, et au vomitif aussitôt après la saignée, comme sans la saignée si elle ne doit pas avoir lieu; alors la transpiration devra nécessairement s'établir par quelques nouvelles doses des infusions ci-dessus avec l'acétate d'ammoniaque, mais sans acétate de morphine pendant les vomissemens.

Quand on aura assez favorisé les vomissemens avec le thé de tilleul ou l'eau tiède et l'acétate d'ammoniaque sans acétate de morphine, lorsque les vomissemens provoqués par les vomitifs auront cessé, si les vomissemens cholérique recommencent, on reviendra à l'acétate de morphine avec l'acétate d'ammoniaque.

Si malgré cette médication, ce que, encore une fois, je crois à peine possible, la sécheresse de la peau, les spasmes, les crampes et les vomissemens continuënt, ou si des sueurs froides s'établissent, si la soif algide persiste, alors il y a danger, le sujet est d'une excessive irritabilité; on pourra avoir recours aux sangsues, à l'épigastre ou à l'anus, à la glace à l'intérieur, et aux

4*

frictions avec la mixture de l'intendance sanitaire dont j'ai déjà parlé, mais dont on aura déjà du se servir dans le froid.

Que si les malades n'ont pas été à portée de recevoir ces premiers secours, et qu'ils arrivent dans la seconde période de la maladie, si dès la première ou la seconde tasse de l'infusion avec l'acétate de morphine et d'ammoniaque tous les accidens ne sont pas calmés, si le froid a déjà gagné, si la cyanose commence, si le malade n'est pas en état de supporter la saignée, il faut immédiatement avoir recours au vomitif, et dès que les vomissemens, provoqués par le vomitif et soutenus par quelques tasses de thé léger ou d'eau tiède avec l'acétate d'ammoniaque, auront cessé, si les accidens continuent, si la soif algide persiste, il faut avoir recours aux sangsues sur l'épigastre, à la glace, à l'infusion théiforme avec les acétates d'ammoniaque et de morphine frappés de glace à très-petites doses, suivant les effets que l'on en obtient.

Il faut insister sur les frictions avec la mixture indiquée.

Dans le choléra-morbus comme dans toutes les autres maladies, il doit y avoir des instans de rémission dans les accidens, il faut saisir ces rémissions pour prévenir, s'il est possible, les exacerbations subséquentes, qui doivent amener la mort.

C'est alors que l'on doit avoir recours au sulfate de quinine, dissous dans le vin d'Espagne ou de Madère, dans lequel on aura délayé un peu de thériaque, si les forces déclinent visiblement. Cette potion pourra être également frappée de glace et administrée par cuillerée, tenant chacune deux grains de sulfate de quinine en dissolution; on la donne aussi fréquemment que les circonstances le permettront alternativement avec la potion de réglisse tenant un huitième de grain d'acétate de morphine avec un gros d'acétate d'ammoniaque par demi-tasse d'infusion également frappée de glace.

Ou enfin quelques demi-tasses de punch, également frappées de glace avec l'acétate d'ammoniaque et de morphine. Si l'on se trouve obligé d'avoir recours aux alcoolique on pourra ajouter à la potion vineuse ci-dessus un demi-gros d'esprit thériacal par cuillerée.

Du reste on ne doit avoir recours à cette médication anti-spasmodique par le froid qu'autant que par tous les moyens précédens, sagement administrés, on n'aura point obtenu les succès que l'on en attend, et que les malades continueraient à éprouver une soif algide.

Il faut aussi insister sur les méthodes endermiques recommandées jusqu'ici comme les plus efficaces pour s'opposer aux progrès du froid.

Je ne parle pas des bains qui ne me paraissent pas d'une application facile, mais qui seraient d'une grande utilité dans la classe ouvrière, surtout pour faciliter la diaphorèse, mais il faut que les malades soient parfaitement bien essuyés au sortir du bain avec des linges chauds, il faudra au moins nettoyer à l'eau chaude les pieds, les jambes et les bras de ceux de la classe ouvrière qui auraient ces parties dans un grand état de saleté qui s'oppose avec tant de force à la diaphorèse.

Espérons, Messieurs, que si l'on adopte ces vues, nous aurons la satisfaction et le bonheur de sauver Strasbourg et l'Alsace des ravages du choléra-morbus, comme nous avons eu celui de les sauver des ravages du typhus de Mayence qui en a fait de si grands de l'autre côté du Rhin, et c'est de cette école que seront sortis les moyens les plus puissans, de les prévenir par le chlorure de chaux comme de les guérir par les acétates d'ammoniaque et de morphine et par ces autres puissans moyens de l'art plus méthodiquement employés qu'ils ne l'ont été jusqu'ici.

Déjà M. Lugol a reconnu (*Gazette médicale* du 26 avril) qu'aucune préparation d'opium n'approchait de l'acétate de morphine dans cette maladie; j'en ai déduit plus haut les raisons d'après lesquelles on doit concevoir l'importance du concours de ce moyen avec l'acétate d'ammoniaque que je l'ai conseillé dans mon extrait inséré dans le *Courrier du Bas-Rhin* du 8 novembre dernier; j'ai transmis dans le temps cet extrait à tous nos ambassadeurs dans les pays où régnait le choléra-morbus comme dans toutes les lettres que je leur ai écrites à ce sujet avant qu'il fût à Paris, et j'ai beaucoup insisté à ce sujet dans ces derniers temps ou depuis qu'il est à Paris dans mes communications à l'académie des sciences dès le 2 avril.

Enfin l'on doit concevoir d'après ce que j'ai dit des effets de l'acide organique universel sur quelques individus, que ce qu'il opère en plus chez quelques-uns, il tend à l'opérer quoi qu'en moins chez tous; mais ce qu'il opère en plus chez quelques-uns, nous révèle que son action en moins chez les autres, favorisée par l'ammoniaque, produit infailliblement chez tous cette diaphorèse à laquelle on ne peut cesser de concourir dans cette maladie, car elle en forme la véritable crise, tandis qu'à lui seul l'acide acétique ne la produit que chez quelques-uns et l'acétate de morphine concoure puissamment au même but.

Quant aux moyens de préservation individuelle, j'ai insisté et j'insiste sur le vin de quinquina, auquel on pourrait ajouter dans quelques circonstances un grain de sulfate de quinine.

Quant aux moyens de préservation publique, j'ai beaucoup insisté et j'insisterai toujours pour que dès la première apparition du choléra-morbus, la maison dans laquelle il éclatera soit cernée par une atmosphère de chlore, ainsi que les maisons voisines et pour que les localités et petites rues désignées par les visites sanitaires faites d'une manière si consciencieuse par MM. les inspecteurs des pauvres, soient constamment surveillées par des gardes de police portant des vases de chlorure de chaux sec pour en répandre convenablement dans ces localités; j'ai rappelé et je rappellerai encore ici le fait d'un village où un maire intelligent ayant fait ainsi cerner une maison où le choléra-morbus s'était déclaré, la maladie n'en est pas sortie et la contrée en a été préservée; j'ai entendu avec un grand étonnement faire des objections à ce puissant moyen de préservation et d'assainissement comme ayant été jugé inutile, sans doute par des personnes qui n'ont pas su l'employer, mais je ne crois pas que ceux qui l'auront manié et employé, puissent jamais se laisser aller à de pareilles contradictions aussi intempestives que mal fondées.

Telles sont quelques-unes des considérations que suggère le spectacle de cette maladie à ceux qui définissent avec moi la médecine en l'appellant la science des lois qui régissent l'économie animale, placée sous l'influence des agens et des causes pathogéniques comme thérapeutiques; c'est dans ce sens que paraissent rédigées les leçons de M. Magendie, dont nous n'avons encore eu que des extraits le 17 mai, mais elles nous promettent d'autres résultats que les leçons de M. Broussais. La science a déjà enregistré comme elle enregistrera les belles observations et expériences de M. Magendie sur la circulation artérielle et veineuse à cette occasion. Mais en convenant de cet affaiblissement de l'action des ventricules du cœur, il faut arriver à sa cause, or c'est, je crois, ce à quoi nous sommes parvenus dans cet écrit.

Tels sont les effets pathologiques du choléra-morbus, tels sont les moyens thérapeutiques à lui opposer, je le considère comme l'effet d'un poison fort analogue à l'acide prussique.

En résumé, puisque la transpiration est si capitale dans cette maladie, il était essentiel d'établir l'ordre dans lequel les moyens diaphorétiques doivent être employés, puisque tous les malades qui échappent à cette maladie n'échappent que par la transpiration, et j'ai oui parler de transpirations qui font ruisseler la sueur jusque dessous leurs lits à travers tous les matelats ou paillasses.

Je crois avoir prouvé que l'ordre ou la coordonnance de ces moyens doit être celle-ci; je la résume encore une fois :

1° Les boissons chaudes avec l'acétate d'ammoniaque sans thés échauffans dès les premiers instans où l'on se sent atteint;

2° Lorsque l'acétate d'ammoniaque seul n'a pas réussi à établir la diaphorèse, ajouter l'acétate de morphine ;

3° Lorsque l'acétate de morphine et l'acétate d'ammoniaque ont été insuffisans, leur ajouter l'éther sulfurique ou acétique. Il y a une étude à faire au lit des malades pour savoir lequel méritera la préférence.

4° Dans les cas où, malgré ces moyens employés avec assez de persistance, les accidens de la maladie résistent, ce qui me paraît presqu'impossible, ou dans les cas où les malades n'ont pu recevoir ces premiers secours, comme lorsqu'ils ont échoué, il *faut peser la saignée*, comme lorsqu'ils arrivent au second période.

5° Le plus souvent arriver au vomitif sans la saignée et toujours soutenir les vomissemens occasionnés par le vomitif avec de l'eau tiède, aiguisée d'acétate d'ammoniaque ;

6° Revenir ensuite aux acétates d'ammoniaque et de morphine ;

7° Lorsque la soif algide persiste, arriver à la glace ;

8° Lorsque les forces s'affaiblissent, passer à la médication tonique par les vins de Madère, d'Espagne le sulfate de quinine sans abandonner les acétates d'ammoniaque et de morphine ;

9° Si les vins ne suffisent plus, arriver aux alcooliques, au punch, à l'esprit thériacal, ou l'élixir anti-apoplectique des chartreux de Rouen dans la potion cordiale avec le sulfate de quinine et la thériaque.

10° Enfin le punch avec les acétates d'ammoniaque et de morphine.

11° Ne négliger dans aucune des périodes de la maladie la méthode endermique ou la mixture de M. de Haynau, et autres moyens d'excitation du derme, car tous les nerfs ont une de leurs extrémités implantée dans le derme.

12° On doit s'attendre, malgré tous ces soins, qu'on ne sauvera pas un plus grand nombre des malades atteints de cette maladie, lorsqu'elle sera parvenue à sa dernière période, que l'on ne sauve des malades du dernier accès d'une fièvre pernicieuse, contre lequel on n'a pas encore employé à la vérité tous ces moyens à l'emploi desquels nous à conduit le choléra-morbus, et qui pourront être aussi utiles dans ce dernier accès des fièvres pernicieuses qu'ils l'auront été dans le choléra-morbus; c'est ainsi que l'art s'enrichit par les anomalies de la nature, et le choléra-morbus en nous révélant les moyens de secourir le dernier accès d'une fièvre pernicieuse nous aura également révélé le secret du frisson des fièvres intermittentes de toutes les nuances, comme celui de leur périodicité, ainsi que le mystère de la calorification, etc.

Nous reviendrons ailleurs sur ces grandes questions qui nous semblent aujourd'hui fort près d'être résolues par toutes les considérations ci-dessus.

On a contesté les avantages de la saignée, des vomitifs, des opiacés, mais personne encore n'a contesté ceux des diaphorétiques, et personne encore n'a assez insisté sur les plus puissans, ni sur l'ordre et la méthode suivant lesquels ils doivent être employés pour qu'ils produisent tout l'effet que l'on peut en obtenir; c'est ce que j'ai tâché de faire dans cet écrit.

POSTSCRIPTUM.

« Lorsque je lisais ce travail à la faculté de médecine, le 10 mai, nous n'avions pas encore la première leçon de M. Magendie, ni la seconde lettre de M. Barbier, dont la science, ai-je dit, enregistrera les belles expériences sur la circulation, ni le dernier rapport de l'académie de médecine, insérés dans les numéros de la *Gazette médicale* des 12 et 19 mai ; j'en étais donc réduit à discuter les leçons de M. Broussais, dont je suis fâché d'avoir eu à parler.

« Il résulte de ces dernières pièces qui nous arrivent si récemment, que M. Barbier attribue cette maladie à l'innervation de la moëlle épinière, comme M. Magendie l'attribue à l'affaiblissement des contractions des ventricules du cœur, sur quoi j'ai observé qu'il fallait déterminer la cause ou la raison suffisante de ces phénomènes qui sont des effets et non des causes ; ces messieurs peuvent les attribuer comme moi au miasme qui a pénétré jusqu'à ces organes, mais ce n'est pas l'innervation de la moëlle épinière qui a pu produire la saturation des alcalis du sang et leur élimination, tandis qu'il est démontré que cette action directe du miasme sur les alcalis du sang doit nécessairement produire et cet affaiblissement des contractions du cœur et cette innervation de la moëlle épinière ; que cette action du miasme absorbé soit par les voies digestives, soit par les voies aériennes, doit s'exercer d'abord sur le sang avant de s'exercer sur les nerfs comme sur les ventricules, que cette action directe du miasme sur les alcalis du sang rend compte de tous les accidens consécutifs de la maladie, comme je crois l'avoir démontré, car tout le monde a reconnu cette prodigieuse altération de la crase du sang*) à laquelle, par conséquent, il faut porter immédiatement secours ; ainsi je me crois plus près que ces messieurs de la vérité des choses par. mes observations à cet égard, et mon traitement est plus rationel en ce qu'il est fondé non-seulement sur l'expérience, mais sur une connaissance plus précise des rapports de cause et d'effets, et telle est la question qui se trouve actuellement soumise aux recherches de tous ceux qui feront du choléra-morbus une étude de médecine philosophique. Disons-le en passant, cette prodigieuse altération du sang dans sa crase prouve beaucoup contre le solidisme absolu, système aussi peu raisonné que peu raisonnable, car il est par trop évident que tout n'arrive à la fibre que par les liquides ou les fluides, et que quand ceux-ci sont altérés les fonctions des autres doivent s'en ressentir.

« Quant au rapport de MM. de l'académie de médecine que j'attendais avec une grande impatience, je dois le dire à l'acquit de ma conscience, j'ai été extrêmement surpris de la grande inconsistance et de la grande incohérence de ce rapport.

---

*) Le numéro de *la Gazette de santé* du 22 mai, contient une nouvelle analyse du sang des cholériques par un de nos plus habiles chémistes d'Europe, M. Thompson ; on observe qu'il n'a pas été difficile à M. Thompson de se procurer du sang des cholériques, parce que la saignée a été employée dès le début de l'épidémie, à Glascow, par tous les praticiens et dans tous les cas, comme le moyen le plus énergique pour combattre cette formidable maladie; mais « qu'on revint de cet engouement, et l'on finit par reconnaître que la saignée peut être nuisible dans le choléra, tandis que son utilité n'est pas démontrée »

Cette analyse confirme pleinement les observations que j'ai faites sur celle de M. Reid-Clany, ainsi que je le prouverai ailleurs, si cela est nécessaire.

« Qu'est-ce que l'on demandait et qu'est-ce que l'on attendait de ces messieurs ? Quelque chose de précis sur le traitement de cette maladie ; et ils se sont renfermés dans le vague des généralités les plus désespérantes : ils ont encensé toutes les méthodes, ils n'en ont déterminé aucune.

« Or, c'est un vice radical dans le traitement d'une maladie comme celle-là, de ne pas s'attacher à un traitement spécifique comme elle.

« C'est un vice radical, puisqu'on reconnaît qu'elle se juge par les sueurs, de ne pas déterminer les moyens spéciaux par lesquels on peut obtenir la diaphorèse dans les différentes circonstances où les malades peuvent se trouver et avec leurs différentes idiosyncrasies : c'est ce dont je crois m'être occupé avec quelque succès.

« Le rapport ne dit presque rien de l'acétate d'ammoniaque, et pas un mot de l'acétate de morphine, dont ces messieurs paraissent avoir entièrement ignoré les succès en Egypte comme dans mes mains ; cependant ce sont là des moyens héroïques pour obtenir la diaphorèse, comme pour l'expulsion du miasme.

« C'est un vice radical, lorsqu'on reconnaît les lésions de l'hématose, de ne rien proposer pour venir à son secours.

« Il paraît que ces messieurs n'ont également fait aucune attention à cette spoliation des alcalis du sang qui rendent les convalescences si longues et si difficiles ; car ils ne proposent pas les bicarbonates de soude et de potasse pour y remédier et pour opérer le plus promptement possible la réalcalification de ce liquide, etc.

« Je suis fâché de le dire, mais l'académie de médecine de Paris ne s'est pas montrée plus avancée sur cette maladie que la plupart des autres médecins d'Europe ; car, comme eux, ils ont perdu à peu près la moitié de leurs malades, et ils n'ont point déterminé un traitement méthodique et rationel, comme je crois l'avoir fait dans le traitement des deux malades dont j'ai parlé dans mes observations du 8 novembre dernier, quelle que soit la valeur de mes théories à cet égard ; car ces malades, d'après toutes les descriptions que j'ai vues, me paraissent encore bien évidemment aujourd'hui avoir été atteints de cette maladie.

« Ce rapport de l'académie de médecine commence par une phrase presque aussi inopportune que celle du médecin de Vienne que j'ai cité ; il reste ainsi fort en arrière des préceptes et des ressources de la science et de l'art, dans les généralités desquels il reste enveloppé.

« Il fallait au moins déterminer d'une manière précise les conditions et circonstances dans lesquelles on devait ou l'on pouvait avoir recours à la saignée, aux vomitifs, aux purgatifs, à la glace.

« En résumé, mon traitement me paraît évidemment rationnel : 1° en ce qu'il est fondé sur l'expérience et le raisonnement ; sur l'expérience, qui m'a prouvé que les plus violens frissons des fièvres intermittentes et la soif qui les accompagne sont prodigieusement soulagés par ma potion avec l'eau de réglisse, l'acétate d'ammoniaque et l'éther, qui soulage en même temps la soif du froid comme du chaud, en supprimant l'éther dans la réaction ; 2° en ce que, considérant la saturation des alcalis du sang par le miasme comme la cause de cet horrible froid du choléra et de tous les accidens qui l'accompagnent, nous trouvons dans l'acétate d'ammoniaque avec l'acétate de morphine et les éthers, soit sulfurique, soit acétique, des moyens puissans pour enlever le miasme au sang dont il sature les alcalis, et rétablir par là la calorification et la transpiration, calmer le spasme, etc.

« Enfin , je crois avoir également avisé aux moyens les plus puissans pour soutenir les forces et prévenir par les préparations de quinquina, les ravages de l'affection typhoïde , qui est trop souvent une suite de l'affection primitive.

Si quid rectius istis candidus imperiti si non his utere mecum.

« La preuve que la maladie n'est point inflammatoire c'est le succès de la glace , car la glace fait tourner presqu'immédiatement l'inflammation à la gangrène. Mais on n'aura pas de soif algide si l'on a pu avoir recours à temps à l'acétate d'ammoniaque.

« La preuve que cette maladie est une affection miasmatique qui agit sur le sang , c'est que ses accidens ressemblent par beaucoup de circonstances à ceux de l'empoisonnement par l'acide prussique dans lequel le chlore et l'ammoniaque sont d'un si grand secours, employés comme ils doivent l'être.

« L'inspiration du gaz protoxide d'azote a besoin d'être étudiée ; on conçoit qu'elle peut exercer une réaction spécifique sur le miasme ; cependant il n'a pas sauvé son auteur, M. Sérulas, qui peut-être ne l'a pas inspiré ; mais elle peut avoir de graves inconvéniens et ne doit pas guérir seule ; elle peut alléger les symptômes , mais son emploi n'est pas aussi rationnel que le traitement que j'ai conseillé ; il ne peut remplir les mêmes indications.

« Quant aux moyens d'extirpation de cette maladie, je suis entièrement de l'avis de M. de Haynau et de M. Castera cité dans la *Gazette médicale* du 19 mai 1832.

« Le choléra-morbus est un sujet inépuisable de réflexions pour le médecin philosophe qui étudie les fonctions de l'économie animale placée sous l'influence des agens pathogéniques et thérapeutiques : et le miasme en saturant les alcalis du sang les transforme en ces sels violemment purgatifs et émétiques dont l'action ne s'arrête qu'après l'entière expulsion de ces alcalis altérés. Voilà le point sur lequel doivent se diriger tous les efforts de la science et de l'art.

« Le choléra-morbus est donc un véritable empoisonnement miasmatique dont l'action s'exerce principalement sur les alcalis du sang qu'il atteint dans le foie et dans le poumon.

« Le miasme, qui donne lieu au choléra-morbus, naît sur les bords du Gange, dans des circonstances données, et il y exerce plus constamment ses ravages; mais il paraît aussi se conserver et se reproduire comme celui de la petite vérole et de la peste dans d'autres climats, ainsi que le prouve l'histoire de l'épidémie actuelle, ce qui a lieu dans d'autres circonstances données comme celles des armées qui en ont été atteintes et dans lesquelles les vêtemens de ceux qui en sont morts, passent à ceux qui les remplacent et le propagent. On ne doit donc pas se lasser de le poursuivre et de l'atteindre partout où il se reproduit.

« C'est par le chlorure de chaux employé à ma manière comme à celle de MM. de Haynau et Castera que l'on y parviendra.

« Je désire être appelé à suivre et à faire suivre la méthode que j'ai conseillée comparativement avec celles qui ont été si infructueusement suivies jusqu'ici.»

FIN.

9 782013 577373